OCCLUSION INTESTINALE

PAR DEUX INVAGINATIONS DESCENDANTES

DISTINCTES

Par le Dr Maurice CLAUDOT

Médecin-major de 1re classe à l'Hôpital militaire de Lyon.

———→►►►✕◄◄◄———

Il y a 18 mois j'ai eu l'honneur de faire à la Société des sciences médicales une première communication sur l'occlusion intestinale (1), et je concluais en disant que le plus souvent la laparotomie doit être pratiquée de bonne heure, dès que le diagnostic est bien établi, et que les moyens médicaux, trop souvent impuissants, ont été appliqués sérieusement sans résultat. Je n'ai garde de revenir sur ces conclusions : elles me paraissent avoir conservé toute leur valeur ; mais l'observation et les pièces que je viens vous soumettre aujourd'hui montrent une fois de plus qu'il n'y a rien d'absolu en chirurgie, et que certaines lésions sont, par elles-mêmes et dès le début, au-dessus des ressources de l'art. Dans ce cas, des circonstances secondaires me déterminèrent à ne pas intervenir, quoique mon diagnostic eût été, dès les premières heures de l'entrée, posé d'une façon à peu près complète, et d'ailleurs exacte. Si nous eussions ouvert l'abdomen, il nous eût été probablement impossible de lever l'obstacle : l'opération eût été ainsi absolument inutile, et n'aurait pu que hâter l'issue fatale.

Observation. — Lusignan Gabriel, 23 ans, depuis deux ans soldat au 105e de ligne, est apporté dans mon service à l'hôpital militaire de la Charité le 15 novembre, à trois heures de l'après-midi. Je le vis presque immédiatement, et

---

(1) *Laparotomie dans l'occlusion intestinale* (Revue de chirurgie, 1881, pages 649 et suiv.). — Pour éviter des redites, je prie le lecteur de vouloir bien se reporter à cet article, et aux indications bibliographiques générales qu'il contient.

quoique soupçonnant déjà chez lui une occlusion intestinale aiguë, j'estimai qu'il n'y avait pas lieu d'intervenir, au moins ce jour-là, et après lui avoir fait donner les premiers soins par le médecin de garde, je revins à six heures le même jour pour procéder à un examen complet.

Le malade, qui souffrait beaucoup, était déjà notablement affaissé. Son billet d'entrée portait le diagnostic « *péritonite* », et les signes de cette affection semblaient en effet prédominants. Aussi n'est-ce qu'après quelques tâtonnements et des interrogations répétées que je pus nettement établir, comme il suit, l'enchaînement des symptômes.

Quant aux antécédents, L... est un garçon vigoureux, d'une constitution robuste ; avant son incorporation il était cultivateur dans les Bouches-du-Rhône et jouissait d'une santé parfaite : il en fut de même au régiment. C'est un homme intelligent, qui, malgré son état de fatigue, répondit avec précision à nos questions. Nous pûmes ainsi exclure, d'une façon à peu près certaine, toute péritonite antérieure, tuberculeuse ou autre, susceptible d'expliquer l'apparition actuelle d'une nouvelle poussée aiguë, ou la formation de brides cicatricielles capables de déterminer une occlusion de l'intestin. En outre, les accidents se présentaient pour la première fois, et avaient débuté soudainement : double fait très-important, tant pour écarter l'idée d'une péritonite idiopathique, que pour déterminer l'espèce d'occlusion.

Dans la nuit du dimanche au lundi 13, vers 2 heures du matin, L... fut brusquement réveillé par de violentes coliques périombilicales ; bientôt s'y joignirent des vomissements, d'abord alimentaires, puis bilieux ; mais L... nous affirme catégoriquement que les vomissements ne se produisirent que secondairement, et il les attribue à *l'intensité de la douleur*. Si, le lendemain, le médecin du corps avait été renseigné sur cette marche des symptômes, il n'aurait pas cru, comme il le fit, à une simple indigestion. Ce qui explique son erreur, c'est que précédemment L... avait éprouvé deux ou trois fois des indispositions passagères, consistant en coliques abdominales avec constipation, mais toutefois sans vomissements. L... avait parmi ses camarades la réputation de manger un peu gloutonnement ;

le dimanche 12, notamment, il avait pris au repas de quatre heures une assez grande quantité de ragoût aux haricots. Sans doute la digestion stomacale se fit incomplètement ; les gaz provenant des haricots produisirent la distension du duodénum, qui était peut-être aussi encombré par des aliments mal mastiqués et que le suc gastrique n'avait pas eu le temps de transformer. Il en résulta d'énergiques contractions péristaltiques localisées, qui déterminèrent le déplacement de l'intestin (invagination).

Quoi qu'il en soit, notre confrère n'attacha que peu d'importance aux symptômes éprouvés par L... et lui prescrivit la diète, de l'infusion de tilleul et des pilules d'opium. Or, les vomissements bilieux continuèrent à se répéter fréquemment jusqu'à l'entrée à l'hôpital ; et de plus chaque verre de tisane était rejeté presque aussitôt après l'ingestion. Le 14, on retarda encore, je ne sais pourquoi, l'envoi à l'hôpital ; et on prescrivit simplement un lavement purgatif, dont les effets ne furent pas rigoureusement vérifiés : autant que je puis savoir, il fut rendu à peu près tel qu'il avait été pris. Bref, depuis l'apparition soudaine des coliques le 13, à 2 heures du matin, il n'y eut aucune évacuation alvine, *pas même de gaz* (affirmation formelle du malade) (1). L... nous arrivait enfin le 15 de l'après-midi, plus de soixante heures après le début des accidents, il devait succomber environ quarante heures plus tard.

J'eus de suite le sentiment que j'étais en face d'une occlusion intestinale. Mais il faut bien avouer que c'était presque un diagnostic d'intuition ; les symptômes de péritonite dominaient absolument la scène morbide, et j'étais forcé d'en tenir grand compte, même en admettant que la séreuse se fût enflammée secondairement. J'avais prescrit au médecin de garde d'appliquer les courants induits en plaçant une électrode dans le rectum et promenant l'autre sur l'abdomen ; puis on avait fait des frictions de pommade mercurielle belladonée, déjà essayées d'ailleurs au régiment, placé un large cataplasme sur l'abdomen, et administré une potion éthérée-opiacée. Quand je revins à 6 heures, la séance d'élec-

---

(1) On remarquera cette constipation absolue d'emblée, qui n'est pas un des caractères ordinaires de l'invagination.

trisation, d'une vingtaine de minutes, n'avait provoqué aucune évacuation ; il était survenu des vomissements abondants dont le produit me fut présenté : il avait la couleur porracée considérée presque comme pathognomonique. Je n'insiste pas sur le faciès abdominal, le pouls fréquent et petit, et la plupart des symptômes communs à l'occlusion et à la péritonite ; je relate surtout ceux qui passent pour appartenir plus spécialement à cette dernière : coliques périombilicales, vive sensibilité à la pression de l'abdomen ; météorisme à la fois *modéré* et *généralisé*, s'étendant notamment à toute la fosse iliaque gauche. J'avais trouvé le malade couché sur le côté droit ; or, je constatai de la sonorité intestinale dans le flanc gauche et les régions moyennes, et de la matité dans le flanc droit. Je fis retourner lentement le malade, et dix minutes après, je recommençai l'exploration ; il me parut que la matité avait considérablement diminué dans le flanc droit, sans disparaître entièrement ; par contre, je ne trouvais pas de matité dans le flanc gauche. Je ne pouvais donc affirmer qu'un liquide intrapéritonéal avait passé d'un côté à l'autre par l'action de la pesanteur ; me basant néanmoins sur la diminution de matité à droite, j'admis l'existence de ce liquide et par suite celle de la péritonite ; on sait, en effet, l'Importance que les auteurs, Duplay notamment, accordent à cet élément de diagnostic. Bien entendu, j'expliquai la matité qui persistait partiellement à droite dans toutes les positions, par la présence d'une invagination iléo-cœcale : elle fut, en effet, rencontrée à l'autopsie. La sensibilité du ventre, la date déjà ancienne des accidents et la distension graduellement accrue de l'abdomen par les gaz ne permettaient plus guère de pratiquer le palper abdominal : il est probable que la veille et surtout l'avant-veille, j'aurais constaté dans la fosse iliaque droite une tumeur mollasse et rénitente qui m'eût permis d'affirmer, au lieu de soupçonner seulement, le siège de cette invagination.

L'examen des anneaux inguinaux, cruraux, ombilical, obturateurs, de la région de J.-L. Petit, etc., permit de constater l'absence de toute hernie. Je procédai ensuite à l'exploration du rectum, et d'abord j'y introduisis un thermomètre qui marqua 38°,3 (la température axillaire étant de

36°,8), nouveau signe d'inflammation péritonéale. Par le toucher je ne rencontrai aucun obstacle, aussi loin que je pus parvenir; mais je constatai la présence de matières semi-molles accumulées dans l'ampoule rectale. Je fis alors donner sous mes yeux un lavement tiède d'un litre. Lorsque le malade le rendit peu de minutes après, je ne fus pas peu étonné de trouver la chaise remplie de sang et de caillots délayés dans l'eau du lavement, sans aucun mélange de matières fécales. Je voulus, séance tenante, porter plus haut mon exploration, et j'introduisis sans difficulté, et à peu près dans toute sa longueur, une sonde œsophagienne qui me servit à injecter un second lavement d'un litre, cette fois d'eau froide à cause de l'entérorrhagie. Même résultat : sang et caillots en abondance, et la sonde fut extraite portant de loin en loin des fragments de caillot semblables à du raisiné ; tels furent, d'ailleurs, pour le dire de suite, l'état et l'aspect du sang rendu ultérieurement, comme de celui qui fut trouvé à l'autopsie.

Je l'avoue, la constatation d'une hémorrhagie intestinale aussi profuse me jeta dans de nouvelles perplexités. Sans doute l'hémorrhagie est un symptôme de l'invagination ; et je considérai dès lors que telle était l'espèce d'occlusion à laquelle j'avais certainement affaire. Mais cette hémor-rhagie se traduit ordinairement par des selles glaireuses, san-guinolentes, et non par une évacuation de sang pur, au moins aussi abondante. Malgré l'état parfait de santé antérieur, je ne pus m'empêcher de songer à un néoplasme intestinal, et à des ulcérations, idiopathiques ou secondaires. Sans doute je ne m'arrêtai pas à ces hypothèses, mais elles je-tèrent dans mon diagnostic et dans mon intervention une sérieuse hésitation : heureusement je n'ai pas à m'en re-pentir. D'ailleurs, ce qui me décida à l'abstention, ce fut avant tout la péritonite concomitante, et puis, dans une certaine mesure, la nature même de l'occlusion. En effet, l'invagination est, parmi les formes de l'occlusion ai-guë, à peu près la seule où la laparotomie soit une opéra-tion discutable. Lorsque surtout l'accident remonte à plu-sieurs jours, la disposition même des parties (longueur de l'intestin invaginé, compression par le cône mésentérique (1), etc.), les adhérences formées, la gangrène parfois très-précoce, etc., peuvent, même après l'ouverture de l'abdomen, rendre la réduction impossible ou périlleuse. C'est pour cela que l'entérotomie reste, jusqu'à nouvel ordre, l'opération la plus généralement acceptée contre l'invagination. De plus, beaucoup de chirurgiens conseillent de temporiser, et de ne pratiquer l'anus artificiel, soit iliaque, soit lombaire, que quand l'issue fatale est assez immédiatement menaçante. Il arrive, en effet, d'une part, que les invaginations se réduisent spontanément ; et l'on peut y aider par les lavements forcés, les injections d'air ou d'eau gazeuse, le massage de l'abdomen, l'emploi de la glace, et l'administration des opiacés soit par la bouche, soit, mieux encore, en injections sous-cutanées. D'autre part, l'invagination peut guérir par un mode opposé, bien chanceux, il est vrai, je veux dire la gangrène des deux cylindres intestinaux, moyen et interne, l'élimination de cette masse par l'anus, et la formation d'adhérences entre le bout supérieur et l'inférieur. C'est même grâce à ce processus que le cours des matières peut se rétablir par les voies naturelles consécutivement à l'opération de Nélaton ; et c'est ainsi probablement que les choses se sont passées chez un malade qui fut opéré en ma présence par M. Létiévant, et dont l'histoire a été rappelée dans la discussion provoquée par ma précédente communication.

Par ces divers motifs je m'arrêtai, provisoirement au moins, à une thérapeutique purement médicale. Me bornant pour ce jour-là aux deux lavements abondants dont j'ai déjà parlé, je fis continuer les applications résolutives et calmantes sur l'abdomen (une vessie de glace, même aussi légère que possible, et même les simples compresses glacées furent mal supportées) ; je prescrivis de temps en temps des pilules de glace, et de demi-heure en demi-heure, une grande cuillerée d'une potion contenant 3 gr. d'éther et 30 gouttes de teinture d'opium.

Je résumerai en peu de mots la suite de l'observation : soit dans l'exposé des symptômes, soit dans la discussion de leur valeur diagnostique, je ne pourrais guère que me répéter.

(1) Cfr. la théorie de Berger à propos de l'étranglement herniaire.

La glace amena dans les vomissements un calme relatif ; mais la potion les ramenait invariablement, même en la donnant glacée. J'y substituai le lendemain une potion simplement opiacée (à 30 gouttes) qui fut un peu mieux tolérée ; mais je dus y renoncer définitivement le 16 au soir, pour pratiquer de huit en huit heures une injection de chlorhydrate de morphine, d'abord de 1/2 centigramme, puis de 1 centig., et enfin de 1 centig. 1/2. Je constatai d'ailleurs dans la journée du 16 une amélioration relative. Le malade n'avait pas dormi, mais les douleurs s'étaient calmées et les vomissements restèrent suspendus pendant plusieurs heures. Ils se reproduisirent ensuite à des intervalles assez longs, mais toujours avec une extrême abondance : parfois en quelques minutes le malade remplissait la moitié d'un vase de nuit. Les matières ainsi rejetées gardaient le même caractère : presque purement liquides, bilieuses, porracées, en un mot constituées par les sécrétions gastrique et duodénale, diluées par les boissons. Le siège très-élevé de l'invagination supérieure nous rendra compte tout à l'heure de ce caractère un peu anormal, qui contribua à me faire maintenir le diagnostic de péritonite secondaire, compliquant l'invagination. La température rectale restait toujours un peu supérieure à la normale : 38°,1 le matin, 38° le soir. Pouls fréquent, petit, filiforme ; le soir, nous constatâmes des intermittences revenant presque régulièrement de 10 en 10 pulsations.

Le tympanisme avait sensiblement diminué ; la percussion donnait les mêmes résultats que la veille. Le matin et le soir je fis injecter dans le rectum deux siphons, soit chaque fois près de deux litres d'eau gazeuse artificielle. Comme la veille, ces lavements furent rejetés assez rapidement, mélangés d'une assez grande quantité de sang noirâtre et de caillots. Le soir j'éprouvai quelques difficultés à introduire la sonde et je pratiquai de nouveau le toucher : comme la veille l'ampoule rectale contenait des caillots sanguins dont la présence gênait beaucoup l'exploration. Un instant je crus découvrir une tumeur mollasse que j'essayai de réduire en introduisant plusieurs doigts. J'avais pensé que l'invagination iléo-cœcale avait fini par arriver peu à peu jusqu'au rectum. La science possède un assez grand nombre d'observations de ce genre. On comprend d'ailleurs que cette hypothèse ne me permettait guère d'expliquer les vomissements porracés par la situation très-élevée de l'obstacle ; je persistais donc de plus en plus à croire à la péritonite concomitante. L'autopsie, en révélant une double invagination, vint expliquer ce que les divers symptômes avaient de contradictoire en apparence. Elle montra d'ailleurs que l'invagination cœcale, exactement diagnostiquée, ne s'était pas étendue à beaucoup près jusqu'à l'S iliaque ; la présence de nombreux caillots *sur lesquels les tuniques intestinales étaient fortement contractées* explique mon erreur passagère sur ce point.

Le 17 au matin, les choses restaient dans le même état, et la température rectale tombait à 37 degrés, puis au-dessous ; les intermittences et la faiblesse du pouls s'accusaient davantage ; aucune évacuation fécale, ni même gazeuse, ne s'était produite. Enfin les vomissements commençaient à changer de caractère : ils prenaient graduellement une teinte jaunâtre, et dans la journée ils devinrent peu à peu fécaloïdes, en ce sens du moins qu'ils étaient constitués par une purée claire et jaune, car leur odeur restait fade, peu ou point fétide. La mort semblait imminente, et je me demandai de nouveau s'il n'y avait pas lieu de pratiquer l'entérotomie de Nélaton pour me placer au-dessus de l'obstacle (cœcum). Après mûre délibération, je persévérai dans l'abstention. Outre que, durant ma visite, le malade s'était notablement affaissé, et que les chances de survie semblaient bien minimes, c'est encore la péritonite supposée qui arrêta mon bistouri. Dans le fait, la cause réelle des vomissements *bilieux* persistants (à savoir la présence d'une invagination au voisinage immédiat de l'estomac) ôtait à l'opération de l'anus artificiel toute chance de succès.

Le malade succomba, ce même jour, 17, à 7 heures du soir.

Autopsie pratiquée le 18, vingt heures après la mort. — Je n'en relaterai que l'examen de l'abdomen, seule partie, d'ailleurs, qui ait présenté de l'intérêt ; les autres organes étaient absolument sains, notamment les poumons, qui présentaient toutefois un œdème très-marqué, d'origine agonique.

Le péritoine ne contient pas trace de pus libre, et fort peu de sérosité ; l'injection vasculaire, très-forte à la surface de la plupart des anses intestinales, était presque nulle sur l'une d'entre elles, située au centre de l'abdomen. Les unes étaient rosées, avec des arborisations, d'autres presque noirâtres, ce qui tenait en grande partie à leur contenu sanguin, à la fois vu par transparence et qui avait imbibé les tuniques depuis la mort. Le cœcum et le côlon ascendant étaient très-volumineux, mais modérément injectés ; ils n'offraient aucun signe de gangrène. Les côlons transverse et descendant, l'S iliaque, étaient à demi contractés, ridés, moulés sur leur contenu, que nous reconnûmes ensuite être simplement des caillots sanguins. Beaucoup d'anses de l'intestin grêle étaient très-fortement distendues, surtout le commencement du jéjunum, qui atteignait le volume du bras, et fut pris un instant pour l'estomac ; celui-ci était fortement refoulé en haut (de même que le foie), et il contenait une quantité modérée de matières semblables à celles rejetées dans les dernières heures de la vie. Une seule anse intestinale, que j'ai signalée déjà derrière l'ombilic, était affaissée et tranchait en même temps, par sa couleur blanche normale, sur tout le reste des viscères abdominaux. Disons de suite qu'elle correspondait au second tiers de l'iléon, c'est-à-dire à la région précédant immédiatement l'invagination inférieure (iléo-cœcale). Sauf cette anse, d'une longueur de 30 à 40 centimètres, le duodénum et les portions invaginées, tout l'intestin, tant grêle que colique, était rempli de sang semi-liquide.

Nous procédâmes à l'extraction du tube intestinal de haut en bas, après avoir posé une ligature sur le pylore. A la vue de l'anse médiane vide, j'avais annoncé aux assistants que nous rencontrerions deux invaginations distinctes, bien que la plus élevée fût alors cachée profondément contre la colonne vertébrale. Nous trouvâmes celle-ci à 80 centimètres du pylore, soit une quarantaine de centimètres de la fin du duodénum. Là nous découvrîmes en outre des signes plus marqués de péritonite : adhérences *assez fortes* entre les anses intestinales, plaques pseudo-membraneuses sur l'intestin et le mésentère ; en quelques points, un peu de pus. Les adhérences et la traction même du mésentère invaginé avec l'intestin (1) ont donné à la portion malade la forme d'un demi-cercle. La circonférence de cette courbe atteint 42 centimètres, c'est-à-dire que, sur plus de 40 centimètres de longueur, trois cylindres intestinaux sont contenus l'un dans l'autre, soit un total de plus de 1 m. 50. C'est la première pièce mise sous les yeux des membres de la Société (fig. II). Afin d'examiner l'état des portions invaginées, nous avons, tout en conservant la pièce intacte, incisé sur une certaine longeur le cylindre externe C et le moyen F : nous avons pu constater que celui-ci était très-aminci, marbré de plaques sphacélées sur une grande partie de sa longueur ; le cylindre central H, au contraire, était parfaitement sain. Je n'insiste pas sur la disposition bien connue des invaginations, la situation réciproque des diverses surfaces muqueuses et séreuses ; je noterai pourtant la masse considérable de mésentère que, dans un déplacement aussi étendu, les deux anses intérieures ont entraînée avec elles. C'est à cette complication inévitable qu'étaient dus en grande partie la stricture si marquée du cylindre moyen, et les troubles profonds de nutrition qu'il présentait.

Au-delà de l'obstacle, le jéjunum et l'iléon contiennent un sang noirâtre, semi-fluide. Puis on trouve l'intestin vide sur une longueur de quelques décimètres. A deux mètres environ au-dessous de l'extrémité inférieure de la première invagination nous en trouvons une seconde (fig. I). Ici c'est la dernière portion de l'iléon qui s'est repliée sur elle-même, a franchi la valvule de Bauhin, et s'est enfoncée verticalement de bas en haut dans le côlon ascendant, où elle s'élève presque jusqu'à l'angle du côlon transverse. L'appendice iléo-cœcal, visible sur la figure G, détermine bien la disposition exacte des parties. Cette seconde tumeur a une longueur totale de 22 centimètres : elle est constituée, par conséquent, par 44 centimètres d'intestin grêle invaginé dans le gros intestin. Après qu'on a incisé celui-ci, elle offre l'aspect classique des invaginations décrites dans les monographies, tandis que la

(1) Consulter sur ce point le *Traité de pathologie interne* de Jaccoud, où la disposition circulaire de l'intestin invaginé et le rôle du mésentère sont très-clairement, quoique succinctement, exposés.

fig. II représente une disposition plus rare et moins connue. C'est un boudin régulier, tendu, présentant un très-grand nombre de plis transversaux (valvules conniventes devenues extérieures, puisque le cylindre moyen est renversé en doigt de gant); il affecte une direction presque rectiligne au lieu de la disposition en arc de cercle de la figure II. — Le cœcum et son appendice ont conservé leur situation normale. — Les tuniques intestinales n'ont subi qu'un très-faible étranglement, et leur aspect ne rappelle en rien les plaques sphacélées qui parsèment le cylindre moyen de l'invagination supérieure. — Ces distinctions assez tranchées permettent de penser que la seconde invagination ne s'est pas produite en même temps que la première, qu'elle lui est probablement postérieure d'un ou plusieurs jours, et qu'elle a pu être provoquée par les contractions péristaltiques énergiques résultant de l'occlusion primitive, et qui s'étendirent de proche en proche à tout le tube intestinal. D'ailleurs, nous ne trouvons rien dans la marche des symptômes, — de ceux au moins que nous avons observés à l'hôpital, — qui puisse faire deviner l'époque à laquelle cette complication s'est produite. Aussi n'insisterons-nous pas davantage sur ce point.

Au-dessous de l'invagination inférieure, et jusqu'à l'anus, le gros intestin est entièrement rempli de caillots sanguins, ou plutôt de sang demi-fluide semblable à du raisiné, poisseux, visqueux, mais s'écrasant facilement sous le doigt. Ce sang est identique à celui que contenait l'intestin grêle, comme à celui qui a été rendu par l'anus pendant la vie. Des caillots de même genre, en assez grande abondance, séparaient l'iléon invaginé de la paroi du côlon ascendant. La quantité totale de sang recueillie au-dessous de la seconde invagination était d'environ 650 grammes. Si l'on y ajoute celle que renfermait l'intestin grêle, et celle qui avait été expulsée avec les lavements, on arrive certainement à un total de plusieurs litres.

RÉFLEXIONS. — La discussion du diagnostic, dans ce cas si intéressant d'invagination intestinale, ne pouvait guère être séparée de l'exposé des symptômes : elle a été suffisamment, quoique succinctement, traitée au cours de l'observation. On a vu comment j'avais, dès les premières heures de l'entrée, considéré comme indubitable le fait d'une occlusion intestinale par invagination, siégeant probablement au cœcum. Néanmoins les symptômes mixtes, dus à la présence d'une seconde invagination beaucoup plus élevée, me firent admettre une péritonite concomitante qui, *au point de vue clinique*, n'existait pas. Si l'on assistait au début et à l'évolution complète des accidents, en s'aidant à la fois de la percussion, du palper abdominal et de l'examen minutieux de la marche progressive du tympanisme, on pourrait dans quelques cas diagnostiquer une double invagination, surtout si, comme nous le supposons pour notre cas, elles se forment l'une après l'autre. Chez notre malade, en effet, on aurait vu sans doute l'empâtement et le météorisme limités le premier jour aux régions sus-ombilicales (invagination supérieure), — puis apparaître dans le flanc droit avec le développement de l'invagination inférieure, — et ne gagner qu'en dernier lieu la fosse iliaque et le flanc gauche. On se serait expliqué alors la persistance des vomissements porracés malgré la constipation absolue, et la distension de tout l'abdomen par les gaz. Néanmoins l'élévation de la température aurait toujours fait penser à une péritonite. Je n'insiste pas sur ces points délicats de diagnostic ; dans un cas d'occlusion intestinale, lorsqu'on ne voit le malade que près de trois jours après le début, on peut déjà s'estimer heureux si l'on a pu établir la cause de l'occlusion, — sans prétendre à une précision absolue sur son siège exact, surtout quand l'obstacle est double.— Je ne veux donc revenir en terminant que sur deux points importants : l'entérorrhagie, et le traitement.

L'hémorrhagie intestinale est assurément signalée comme un symptôme habituel de l'invagination ; je n'ai pas connaissance toutefois d'observations où l'on ait trouvé dans l'intestin une quantité aussi énorme de sang extravasé. Jaccoud, qui a traité d'une façon remarquable la question de l'occlusion et de l'invagination (1), dit simplement : « Souvent des ruptures vasculaires versent du sang pur dans l'intestin », et plus loin : « Selles sanguinolentes ou sanglantes avec ténesme. » La plupart des traités classiques, tant médicaux que chirurgicaux, s'expriment d'une manière analogue,

____

(1) *Traité de path. int.*, t. II.

et souvent moins nette. Gaultier de Chaubry (1) a noté, il est vrai, d'une façon spéciale l'évacuation abondante de sang pur par l'anus; mais c'est après la gangrène et l'élimination du cylindre intérieur, phénomène qui n'existait pas ici. Les auteurs anglais insistent davantage sur le symptôme hémorrhagie; notre cas dépasse cependant les limites qu'ils ont indiquées : c'est un exemple d'entérorrhagie profuse analogue à celles qu'on observe dans l'ulcère de l'intestin, la dothiénentérie, etc. — Voulant conserver les pièces à peu près dans leur intégrité, je n'ai pu les disséquer dans le but de découvrir la source de l'hémorrhagie. Comme les tuniques intestinales n'étaient nulle part entièrement gangrénées, que d'ailleurs l'hémorrhagie a été précoce, il est infiniment probable qu'elle s'est produite lentement, graduellement, durant presque tout le décours de la maladie, sans qu'aucun vaisseau important ait été rompu. Cela a été une hémorrhagie passive, purement capillaire mais continue, constituée par une véritable pluie sanguine se produisant sur presque toute la surface invaginée. Le produit s'en est peu à peu accumulé dans les portions d'intestin situées au-dessous, qu'il a fini par distendre presque complètement, sauf une courte portion de l'iléon. La forme particulière de coagulation incomplète que nous avons signalée témoigne d'une façon indubitable que l'extravasation a été lente, et non massive.

Examinons maintenant la question du traitement. — Relativement aux *moyens médicaux*, j'ai employé les plus rationnels, ceux qui sont généralement recommandés, surtout depuis quelques années, et qui s'appliquent plus particulièrement à l'invagination. S'ils n'ont eu aucun effet appréciable, s'ils n'ont modifié en rien, même l'occlusion inférieure, cela est dû certainement pour une bonne part à leur emploi tardif, alors que les forces du malade étaient déjà épuisées, l'invagination plus étendue qu'au début, des *adhérences formées*, etc. — Je me bornerai à dire que les vomissements rendent l'administration des opiacés par la bouche à peu près illusoire, et par suite inutilement fatigante pour le malade. Dorénavant, en pareil cas, je pratiquerai d'emblée des injections hypodermiques de morphine, à assez haute dose, à l'imi-

(1) *Journ. hebdom.*, 1833.

tation de Davis et de Lambart (1). J'y joindrai comme cette fois la glace à l'intérieur, les lavements abondants et les injections gazeuses. Même dans ce cas malheureux, j'ai pu m'assurer que cette méthode mixte diminue au moins les douleurs, calme les vomissements et amène une déplétion partielle de l'abdomen qui ne peut que favoriser la réduction.

Supposons que je me fusse décidé à intervenir par une opération, que serait-il advenu ? Pour l'entérotomie, pas de doute : échec complet ! comme il arrivera presque inévitablement chaque fois que l'occlusion sera double. De plus, l'invagination supérieure eût-elle existé seule, que l'entérotomie eût donné encore un résultat déplorable : on ne serait arrivé que bien difficilement sur une anse placée au-dessus de l'obstacle, et, l'eût-on rencontrée, qu'un anus artificiel aussi voisin de l'estomac (80 centimètres) n'aurait pu amener qu'une sédation bien passagère des symptômes.

Par ces divers motifs, notre observation plaide encore, dans une faible mesure, j'en conviens, en faveur de la laparotomie. Il est évident, en effet, qu'en cas d'occlusion double, comme aussi lorsque l'obstacle siège très-haut, la laparotomie seule donne quelques chances de succès. Il faut bien avouer toutefois que, chez notre malade, ces chances eussent été bien précaires, au moins à l'époque tardive où il nous fut envoyé. Sans doute, en ouvrant l'abdomen, et après avoir levé un premier obstacle, on soupçonnera le plus souvent la présence d'une seconde occlusion : j'ai suffisamment traité ce point dans ma première communication. Mais ici, en admettant même que l'invagination du jéjunum eût été découverte à son tour, on se serait trouvé en présence de deux énormes difficultés. D'une part, la portion invaginée étant fixée profondément et très-haut, puisqu'elle était voisine de l'insertion supérieure du mésentère, il eût fallu, pour y parvenir, prolonger l'incision de la paroi au-delà de l'ombilic ; et encore la lésion n'eût été que bien peu accessible. Mais il y a plus : la longueur si considérable d'intestin invaginé, sa disposition semi-circulaire, la présence d'adhérences, l'énergie de la stricture et les troubles de nutrition qui en résul-

(1) *Boston med. journ.*, 1880. — *The Lancet*, 1880. — Analysés IN *Revue Hayem*, 1882.

taient, auraient rendu la réduction bien chanceuse. Ou bien on n'aurait pu l'obtenir, ou bien on aurait déchiré l'intestin, et peut-être aurait-on eu à déplorer ces deux accidents simultanément. Il resterait, il est vrai, une suprême ressource : l'excision de toute la portion invaginée ou sphacélée, c'est-à-dire l'opération que Kœberlé a appliquée avec succès aux rétrécissements chroniques, à l'imitation de ce qui se passe dans certaines hernies gangrénées. Je ne sache pas qu'aucun chirurgien ait encore osé prendre cette initiative hardie dans l'invagination aiguë. — C'est pour s'être rendu compte de ces difficultés que beaucoup de chirurgiens, même partisans comme nous de la laparotomie, hésitent à la conseiller et à la pratiquer en cas d'invagination. Or, notre observation a cela de bon qu'elle montre une fois de plus que, fréquemment, la pathogénie de l'occlusion intestinale peut être nettement établie, même à une époque avancée, si l'on apporte une sérieuse attention dans l'exploration et dans l'interrogatoire. Et cette précision du diagnostic est d'un grand secours pour poser les indications opératoires : c'est ainsi que l'autopsie est venue justifier ma réserve.

Je ne voudrais pourtant pas conclure de là que les invaginations ne sont pas, en général, justiciables de la laparotomie. Les statistiques de Peyrot (1) lui sont, au contraire, assez favorables. Mais il importe de distinguer entre les invaginations iléo-cœcales, où la largeur même du cylindre extérieur facilite singulièrement les manœuvres (comparez à cet égard les fig. I et II) et les invaginations de l'intestin grêle seul. — Et ceci nous ramène, avant de terminer, à la question de détermination du siège de l'invagination. Sur ce point, le diagnostic est fort délicat lorsqu'on voit tardivement le malade, à une époque où le météorisme, d'abord limité aux régions abdominales supérieures, s'est étendu aux flancs, et surtout à la fosse iliaque gauche. Les chirurgiens anglais accordent une certaine importance à la quantité d'urine sécrétée, et professent qu'elle devient presque nulle quand l'obstacle siège très-haut : notre cas ne justifie pas cette hypothèse, acceptée par Jaccoud, mais qui me paraît basée sur des vues théoriques. En effet, à l'autopsie la vessie contenait encore une

(1) Thèse d'agrégation. Paris, 1880.

quantité notable d'urine ; et cependant, quelques heures avant
la mort, j'en avais extrait près d'un litre par le cathétérisme,
et, la veille, le malade avait uriné à plusieurs reprises. —
Reste la nature des vomissements : sans doute les vomissements fécaloïdes sont toujours tardifs dans l'invagination ;
cependant, lorsque durant quatre jours pleins, comme dans
notre observation, les vomissements restent purement bilieux, presque limpides et d'une couleur porracée franche, il
n'est pas probable que l'obstacle siège au lieu d'élection des
invaginations inférieures, c'est-à-dire dans le cœcum. On
sait, en effet, que les vomissements dits fécaloïdes sont re-
présentés par une bouillie jaunâtre, contenant des grumeaux,
et qui est constituée par le contenu, non du gros intestin,
mais précisément de l'iléon. *Si donc aucune matière jaune
ne vient nuancer les vomissements*, même à une période
avancée, on doit soupçonner une occlusion assez élevée, et
ne pas pratiquer une opération, *surtout l'entérotomie*, sans
de mûres réflexions.

Explication des planches.

Fig. I. — AA Bout supérieur. B Mésentère plissé et entraîné dans l'invagination. CCC Coupe de ce même mésentère un peu au-dessus de la
portion invaginée. OO Bout inférieur ouvert et étalé.

ED Cylindre extérieur ou côlon ascendant, ouvert en D où il montre
sa face interne, intact en E où il est vu par sa face séreuse. F Cœcum
constituant l'anneau supérieur de l'invagination. G Appendice iléo-cœcal.

HH Cylindre moyen renversé, non incisé, vu par sa face muqueuse,
avec les plis transversaux (valvules conniventes).

I Point où le cylindre moyen se continue en dedans avec le cylindre
interne invisible.

Fig. II. — A Bout supérieur. B Bout inférieur. C Cylindre extérieur,
en continuité avec le bout inférieur B. Ce cylindre a été incisé en avant :
la paroi antérieure est relevée en D ; la paroi postérieure EEEE a été
laissée pendante derrière les autres cylindres qu'elle enveloppait.

FF Paroi antérieure du cylindre moyen (face muqueuse). Ce cylindre
est également incisé en bas, ce qui permet d'apercevoir le cylindre interne. GG Paroi postérieure de ce même cylindre, vue par sa face interne
(*séreuse*).

HHH Cylindre interne intact, non incisé, faisant hernie à travers l'ouverture du cylindre moyen FG.

Lyon, Assoc. typ. — Th. Giraud.

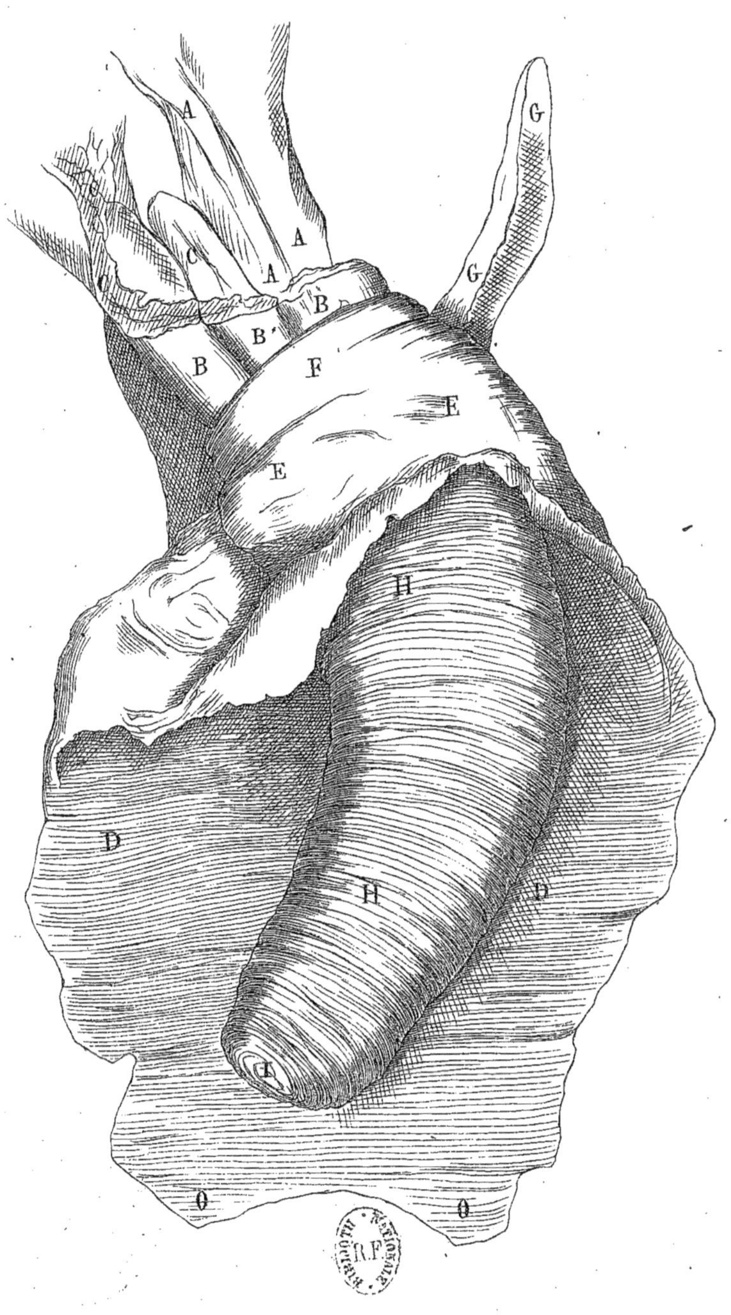
A
A
C
A
C
B
B'
D
B
B
F
G
G
E
E
H
H
D
D
0
0

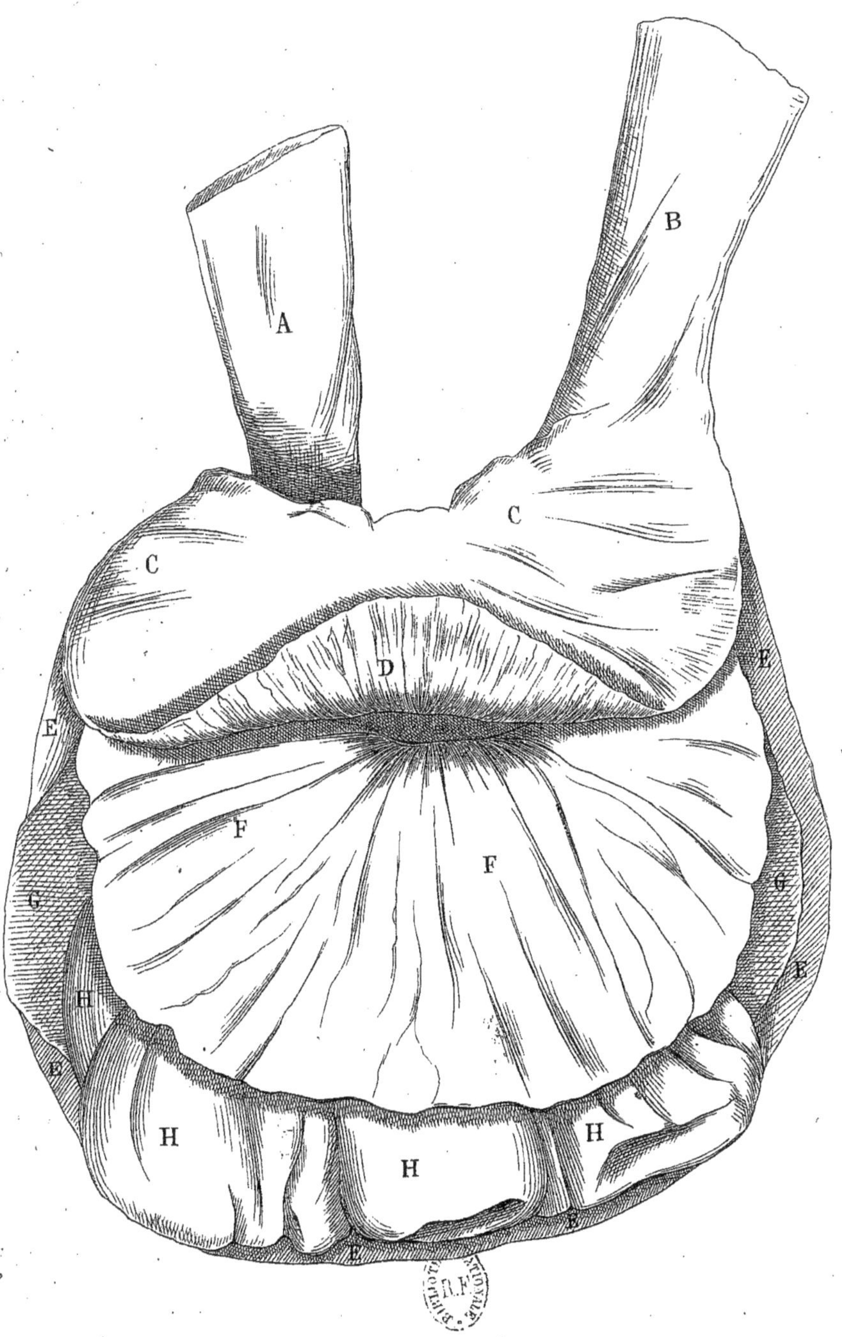

Imp. A. Roux, Lyon, rue Centrale, 21.